Niwronau a Syndrom Tourette

Marielle Bayliss

Lluniau gan Kellyanne Thorne

GRAFFEG

Helô, fi yw Tesni y niwron.

Bydda i'n mynd â ti ar wibdaith o amgylch corff Jayden.

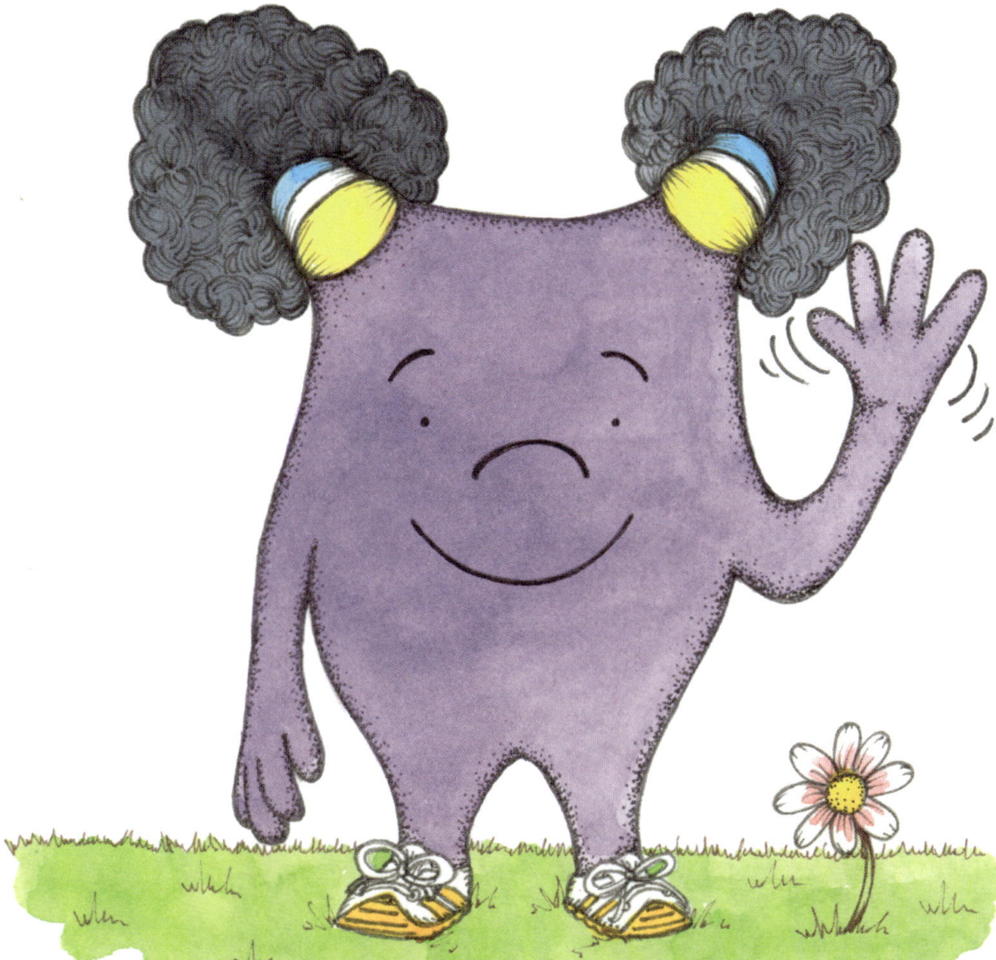

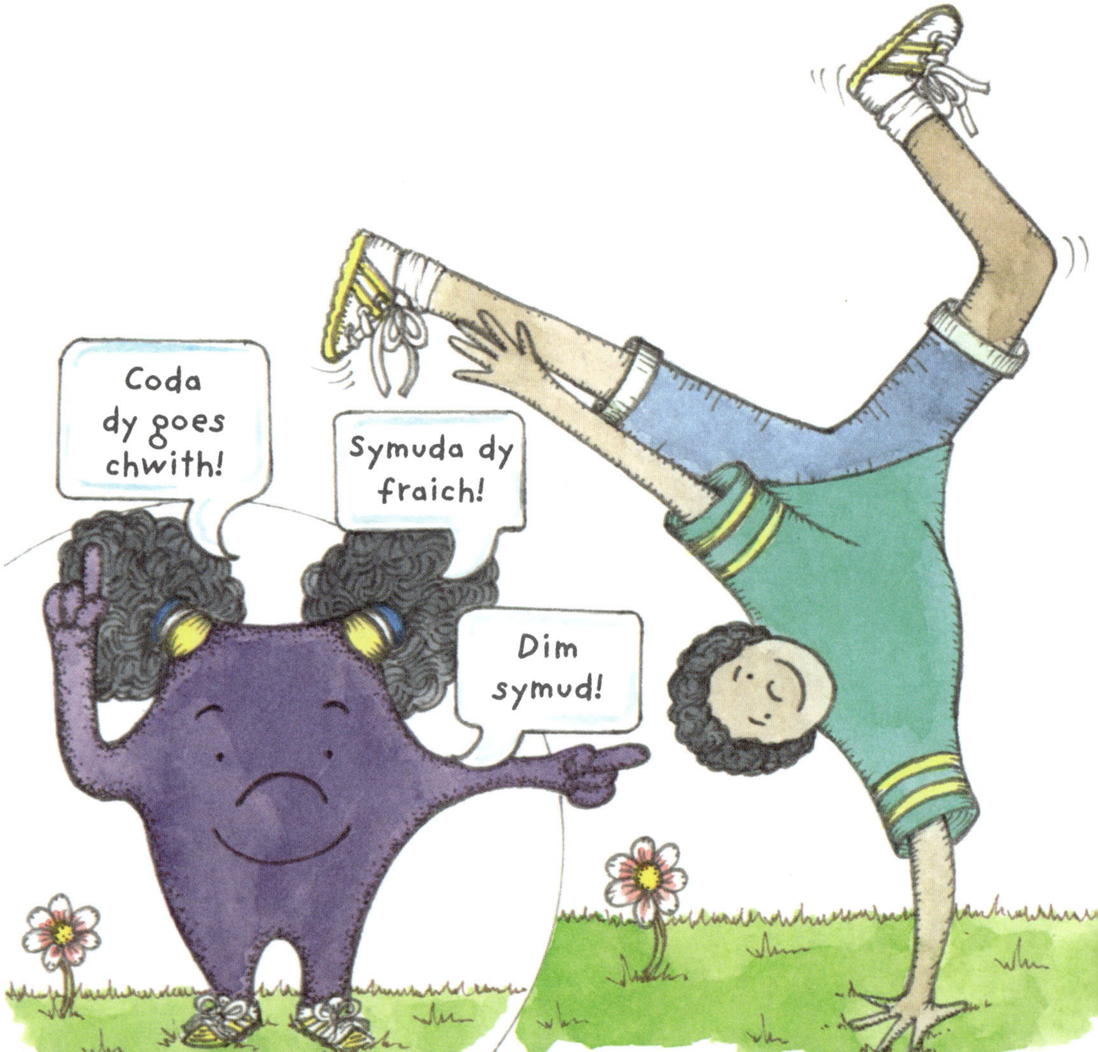
Coda dy goes chwith!
Symuda dy fraich!
Dim symud!

Beth yw niwron?

Mae niwronau'n helpu gyda phopeth mae dy gorff yn ei wneud.

Am ddysgu'r ddawns ddiweddaraf?

Fe wnawn ni gael dy freichiau'n troelli a dy bengliniau'n symud.

Am gael dy dafod i gyffwrdd
â dy drwyn?

Wnawn ni dy helpu!

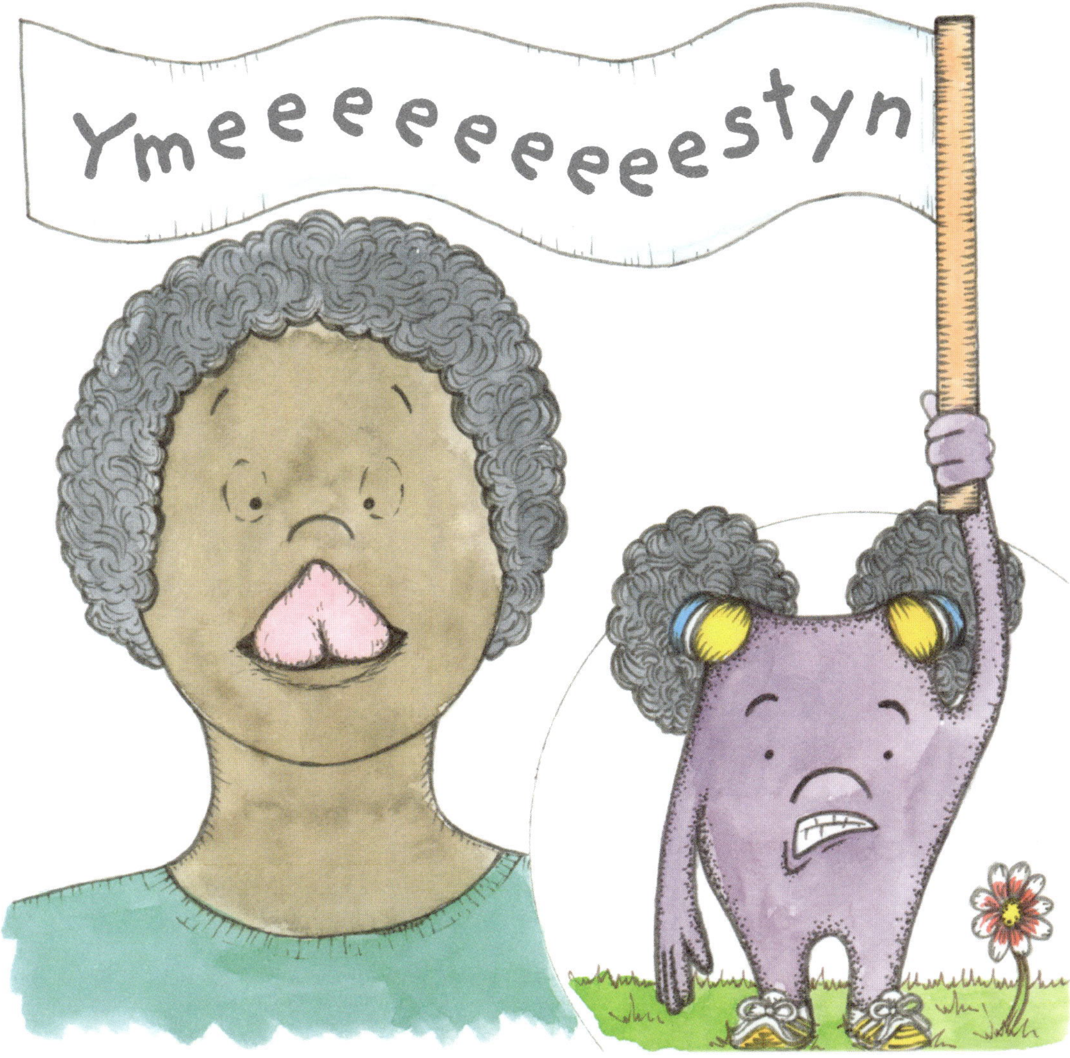
Ymeeeeeeeestyn

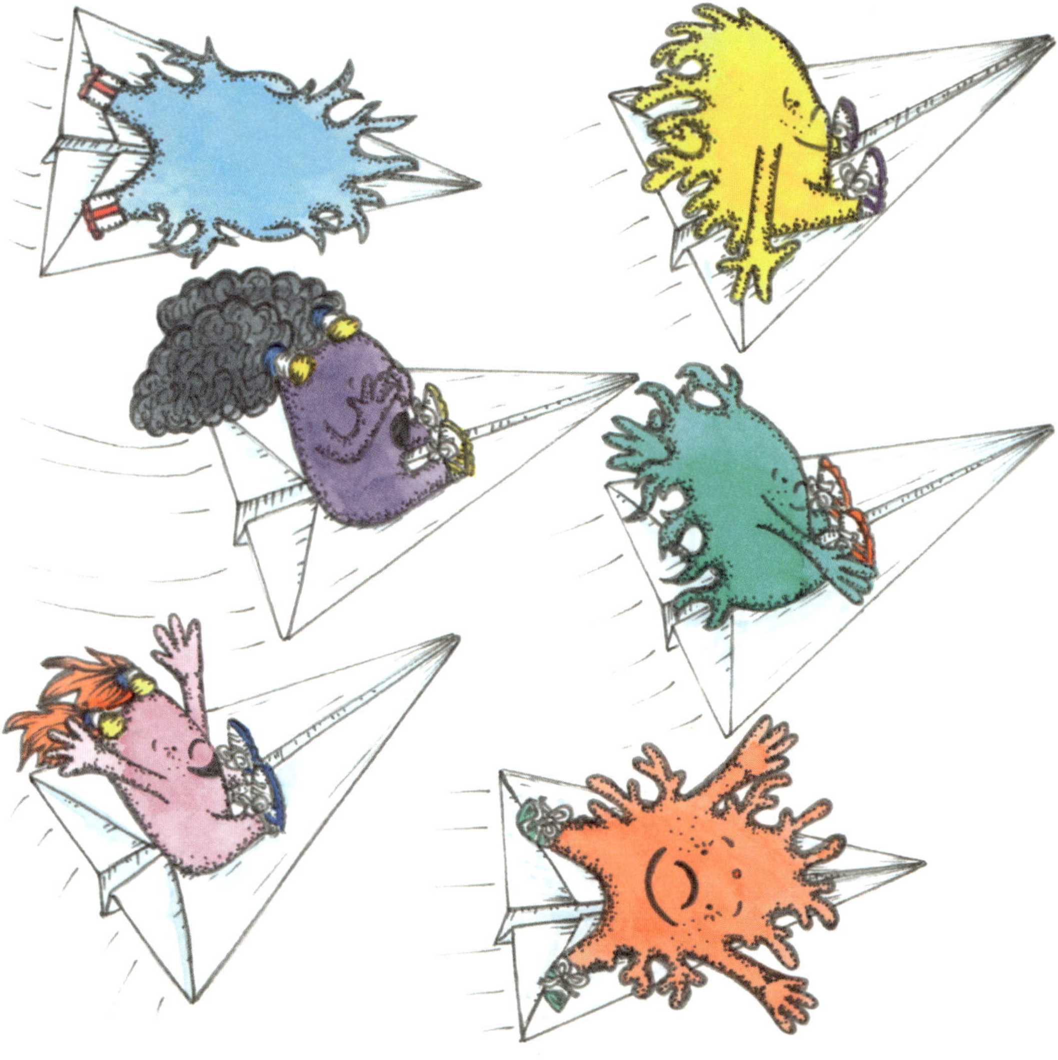

Mae llawer o niwronau yn dy gorff yn gweithio ar symudiadau a theimladau.

Ry'n ni hefyd yn rheoli'r pethau rwyt ti'n eu gwneud heb feddwl, fel anadlu neu gadw dy galon i guro. Ond mae ambell beth yn ein helpu ni.

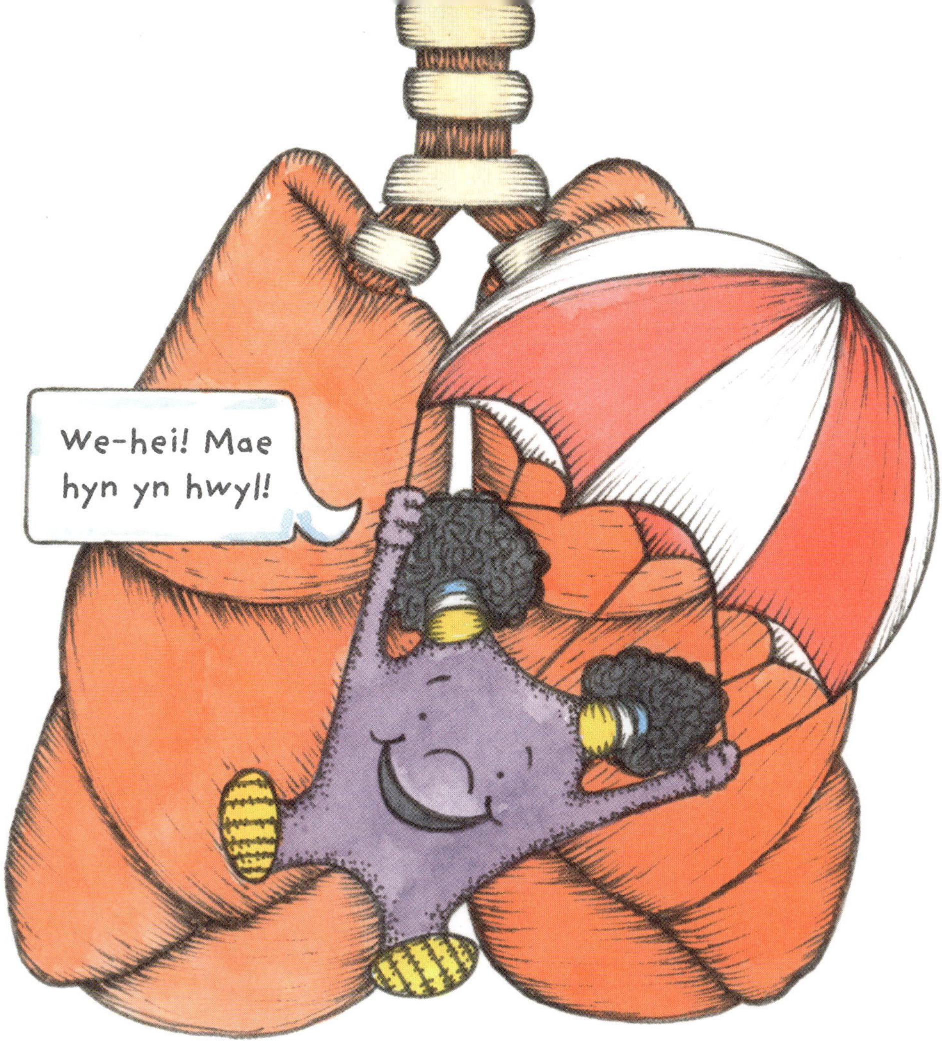
We-hei! Mae hyn yn hwyl!

Yr Ymennydd

Siwper-cyfrifiadur anhygoel
sy'n byw ym mhen Jayden
yw'r ymennydd.

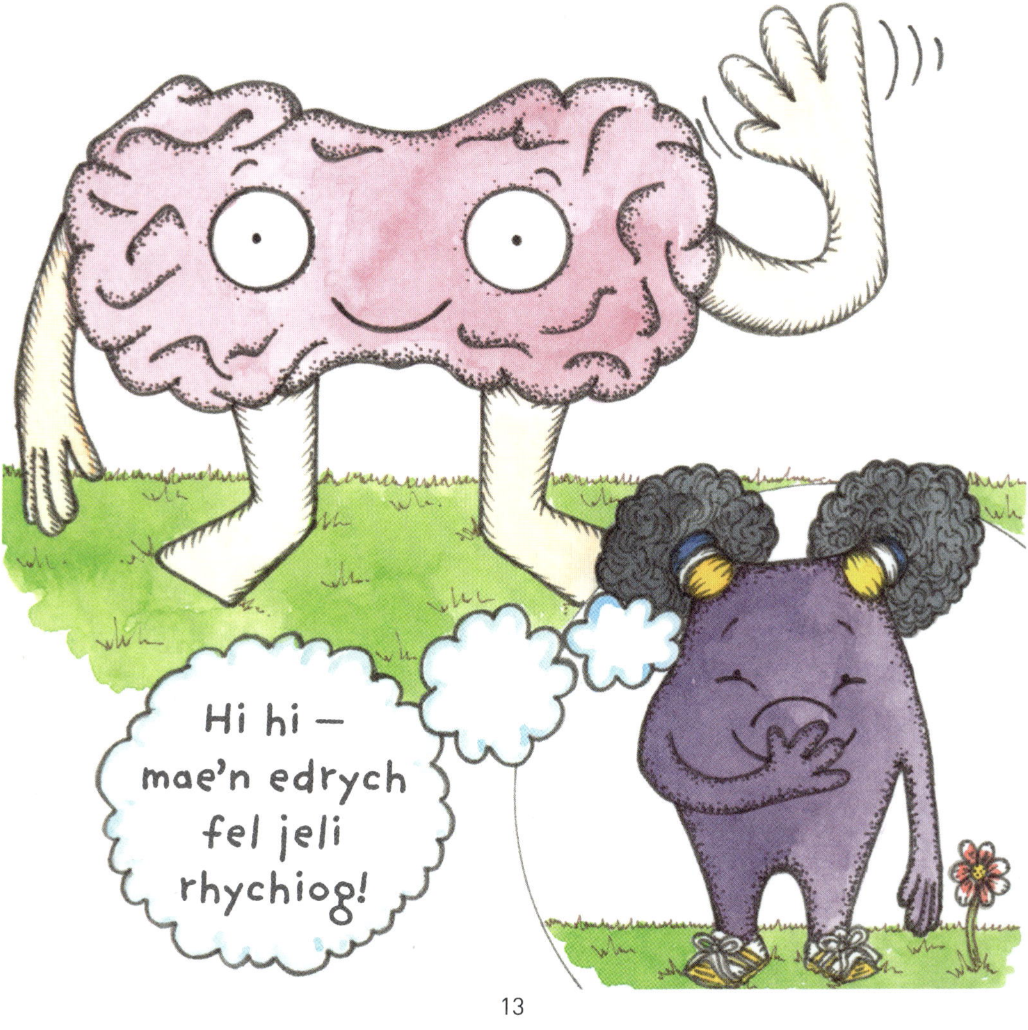
Hi hi –
mae'n edrych
fel jeli
rhychiog!

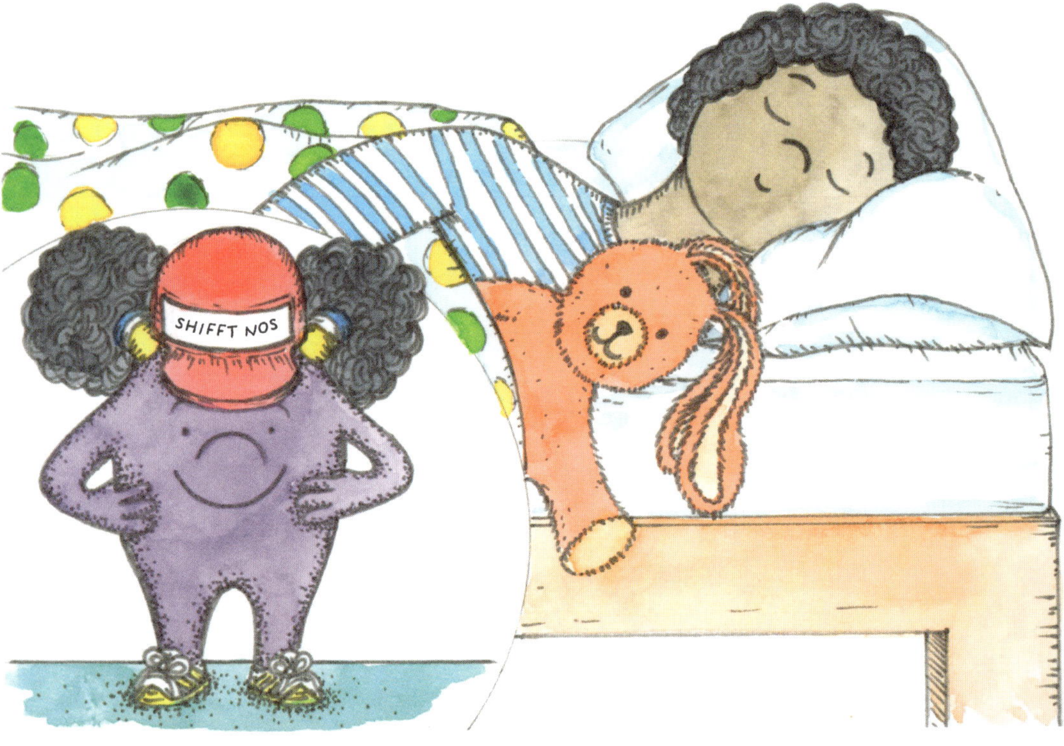
SHIFFT NOS

Mae'n gweithio drwy'r amser,
hyd yn oed pan wyt ti'n cysgu.

Mae niwronau'n anfon negeseuon i'r ymennydd. Mae hwnnw wedyn yn gwneud penderfyniadau yn seiliedig ar y negeseuon hyn.

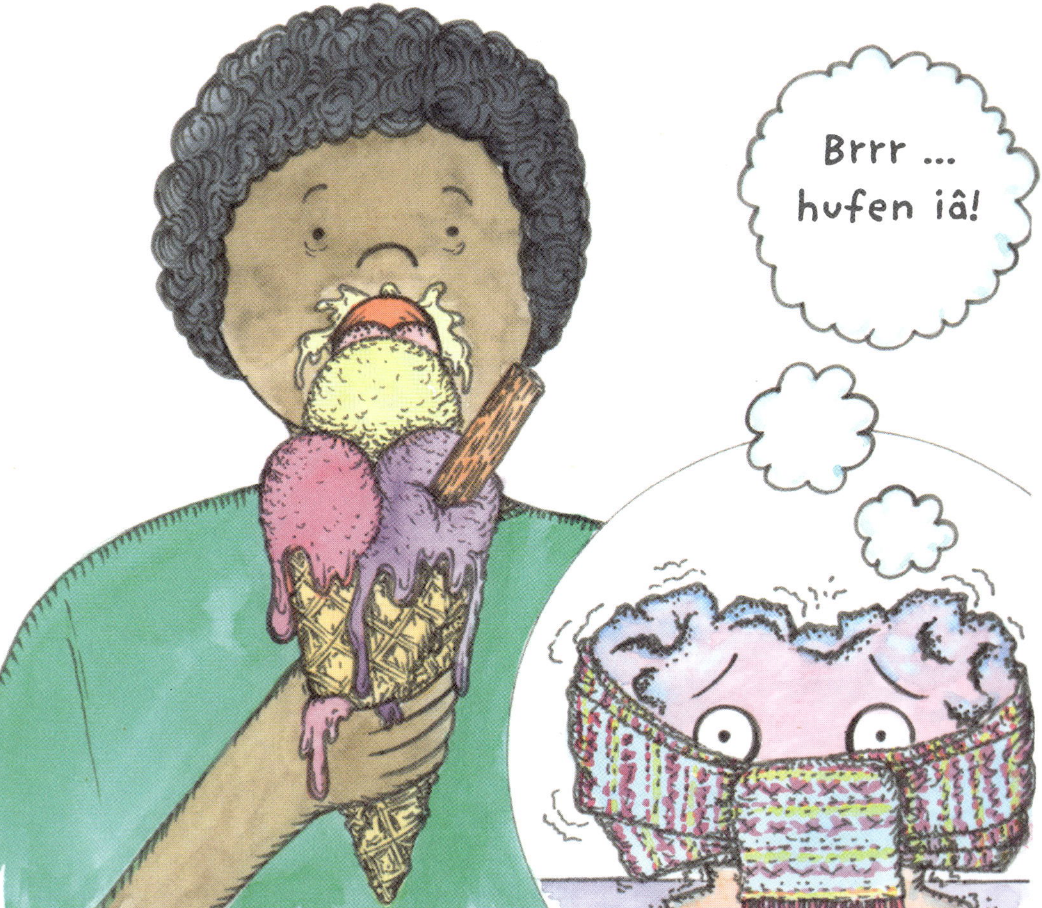
Brrr ...
hufen iâ!

Gyda'n gilydd, ry'n ni'n dy helpu i wneud pethau pwysig.

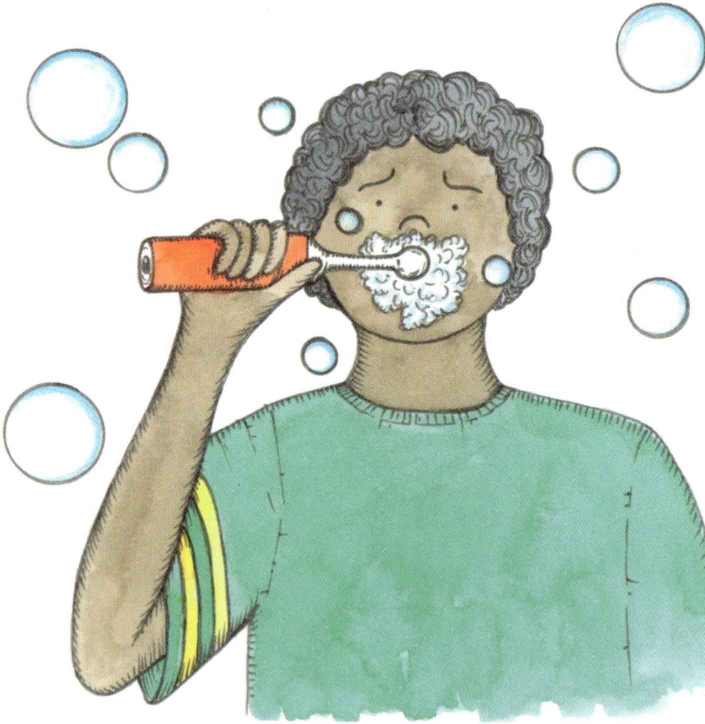

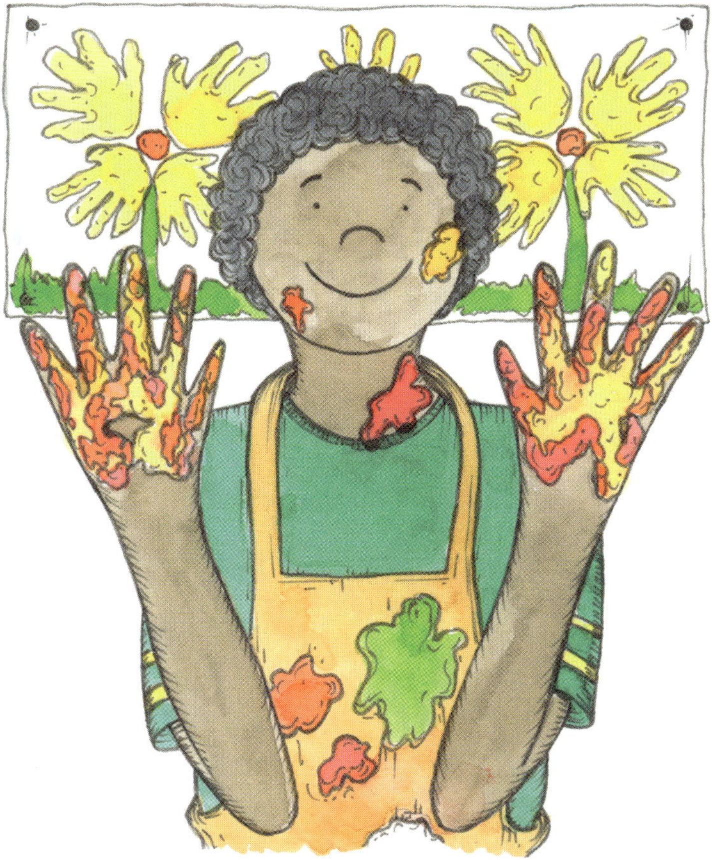

A stwff sy'n hwyl.

Weithiau mae Jayden yn gwneud symudiadau nad oes ganddo reolaeth drostyn nhw ...

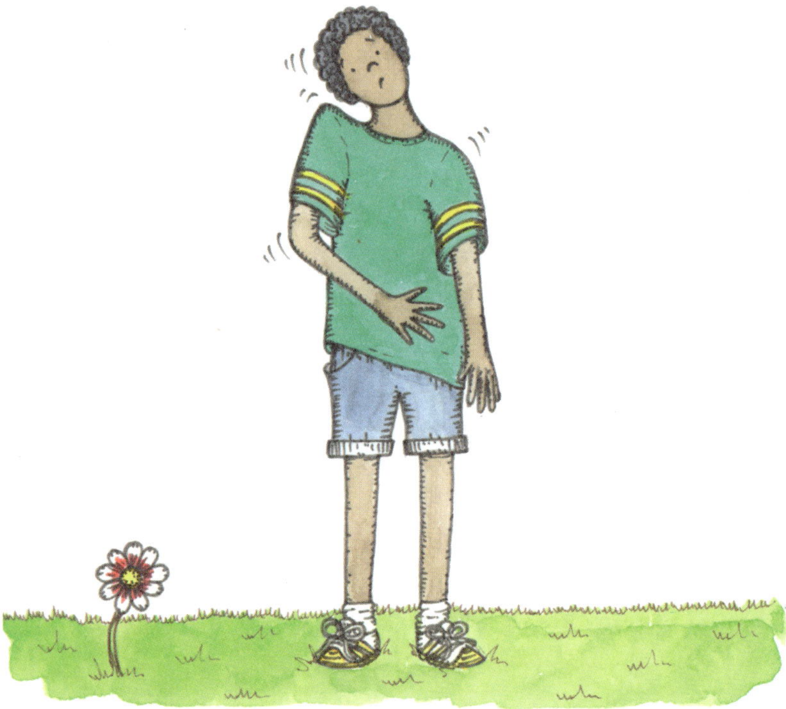

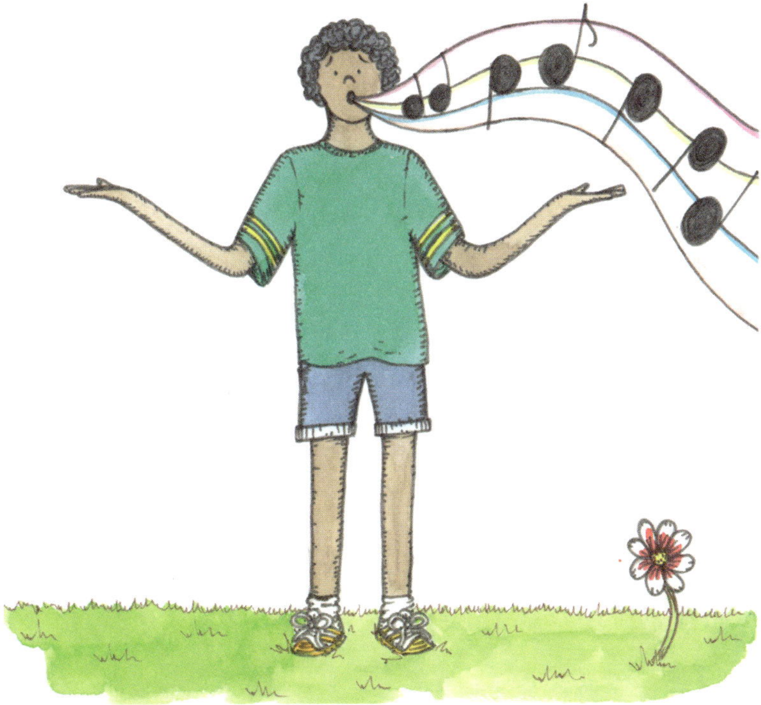

A synau sy'n ymddangos yn od. Mae ei ymennydd wedi ei weirio'n wahanol. Mae gan Jayden syndrom Tourette.

Tesni a Tourette

Cyflwr sy'n achosi i bobl wneud symudiadau neu synau sydyn na allan nhw eu rheoli yw syndrom Tourette. Yr enw ar y symudiadau a'r synau hyn yw tics.

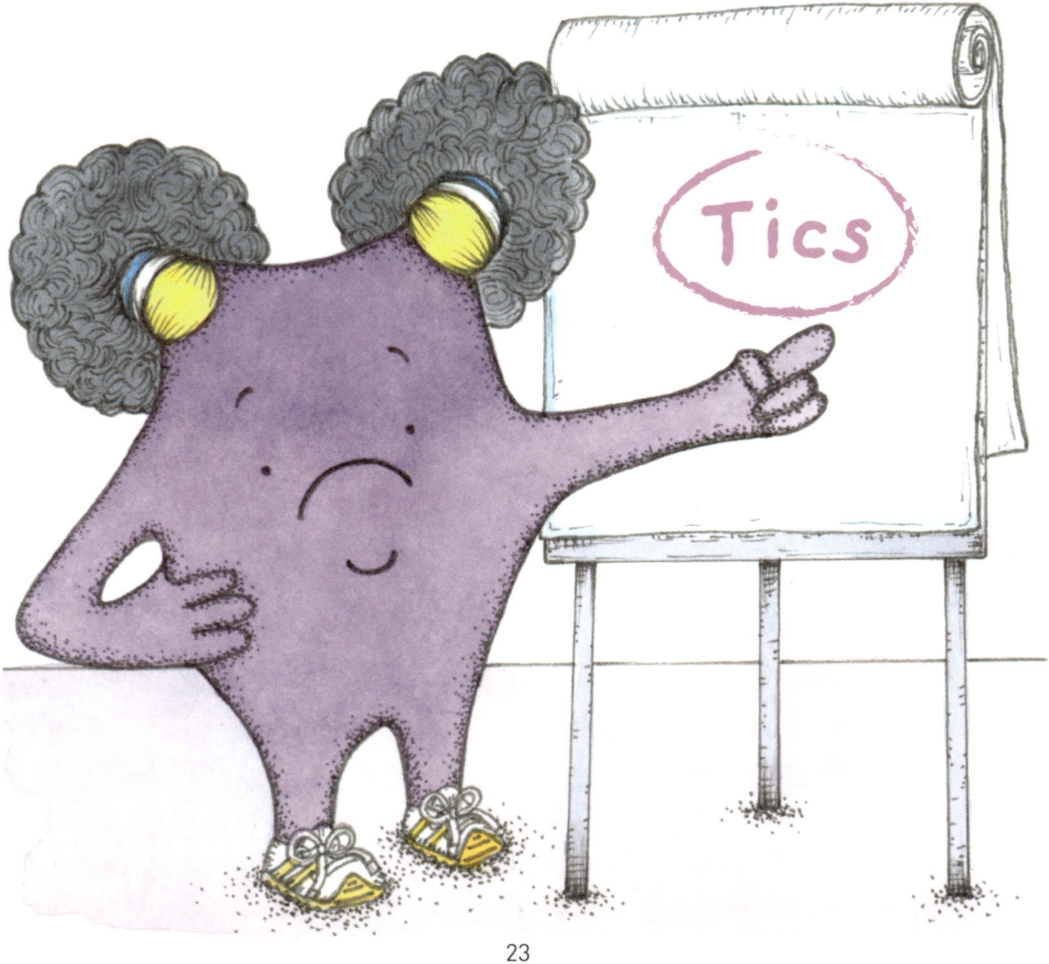
Tics

Dyw hi ddim yn bosib stopio'r tics bob tro. Mae'r awydd yn teimlo fel petai tisian ar ddod, neu gosi y mae'n rhaid ei grafu.

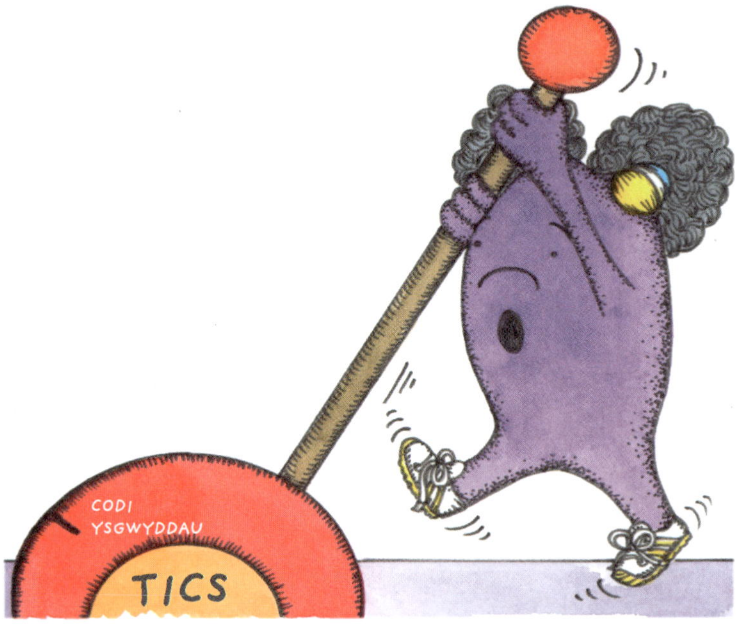

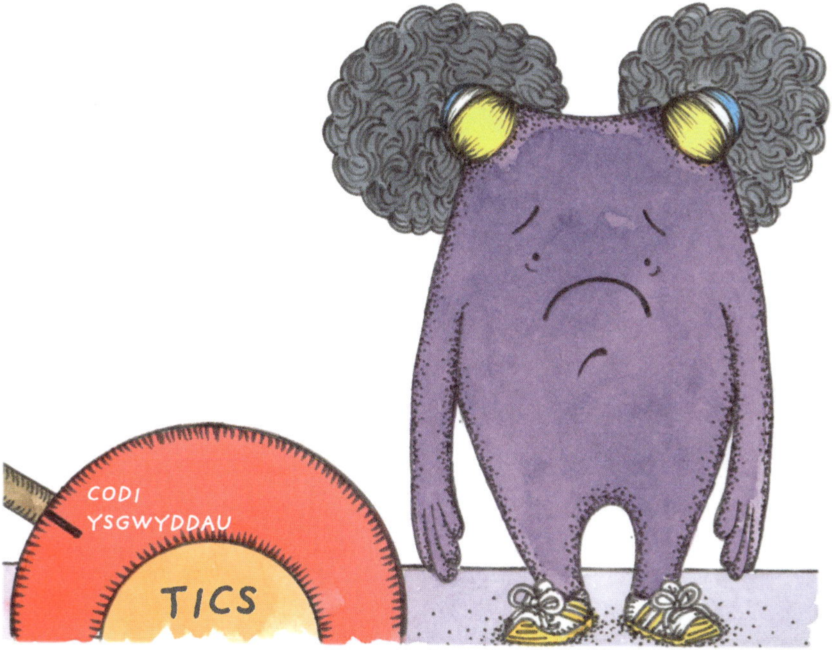

Hyd yn oed os yw Jayden yn trio peidio gwneud, mae'n gorfod gwneud yn y pen draw.

Tesni a Tics

Mae tics echddygol (rhai sy'n effeithio ar symudiadau) a tics lleisiol gan berson sydd â syndrom Tourette. Tics echddygol Jayden yw codi ysgwyddau a smicio.

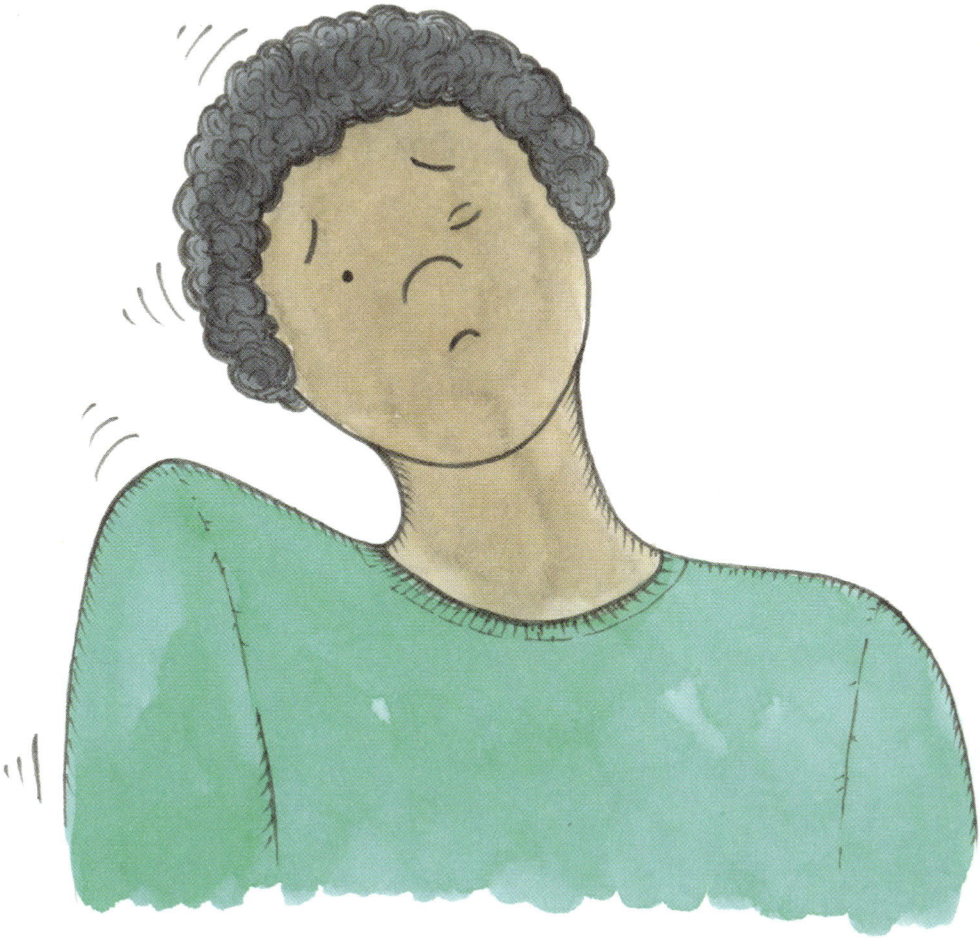

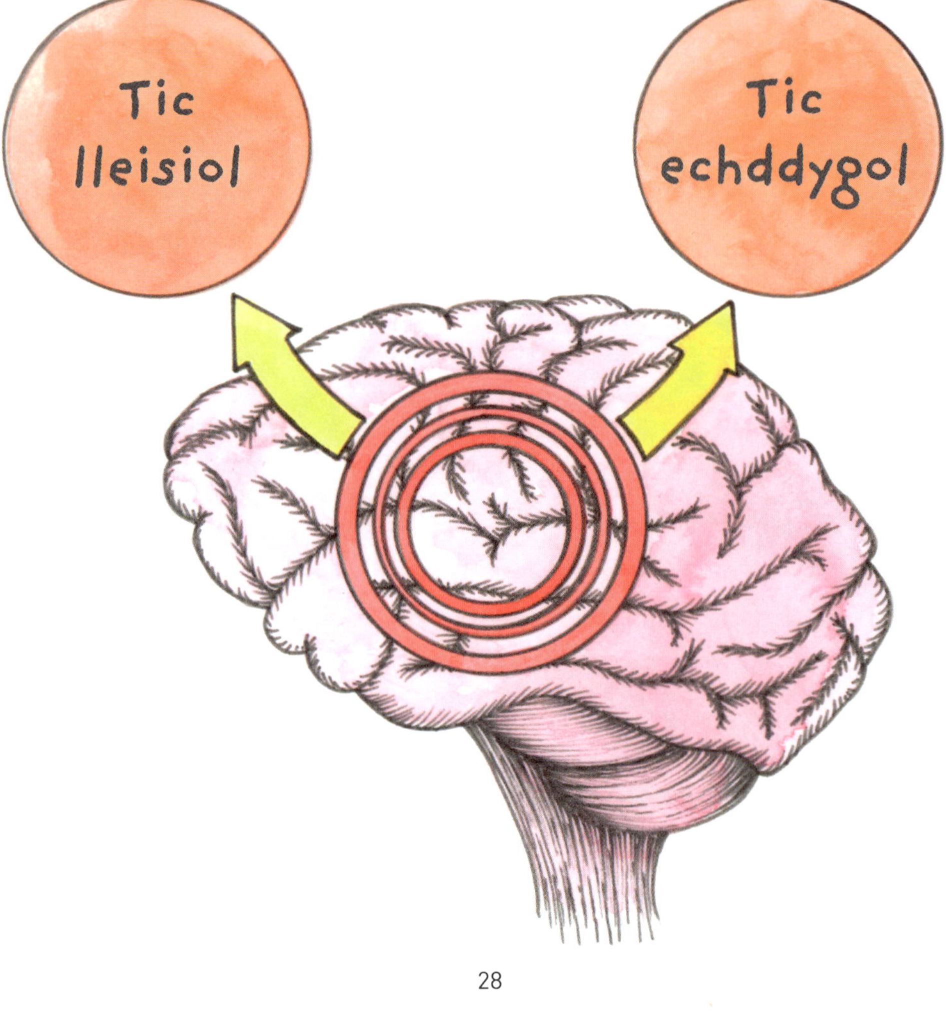
Tic lleisiol
Tic echddygol

Mae sawl tic gwahanol sy'n medru digwydd i rywun sydd â syndrom Tourette, fel:

- Symud y pen, y breichiau neu'r coesau.
- Smicio neu rolio'r llygaid.
- Neidio.
- Siglo'r pen i fyny ac i lawr.
- Tynnu ystumiau.

Tics lleisiol Jayden yw chwibanu a chlicio'r tafod.

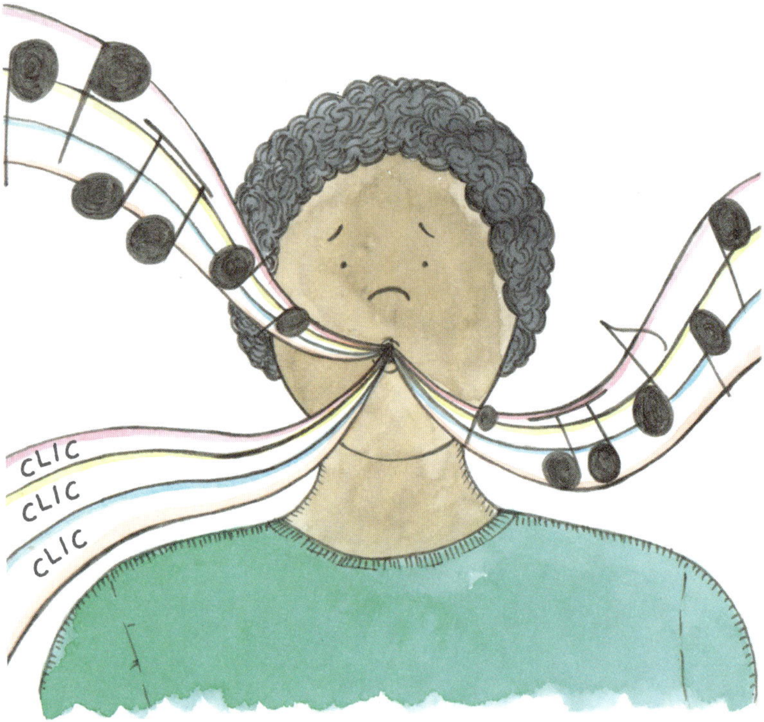

Gall tics bobl eraill fod yn:

- Clirio'r llwnc.
- Gwneud synau anifeiliaid.
- Peswch.
- Dweud geiriau aflednais, garw.
- Sniffian.
- Ailadrodd geiriau neu frawddegau.

Fel gyda phobl eraill â syndrom Tourette, bydd tics Jayden yn newid maes o law. Efallai fyddan nhw'n gwella neu'n gwaethygu.

Dyddiau Anodd

Dyw byw gyda syndrom Tourette ddim yn hawdd.

Mae rhyddhau tics yn medru bod yn boenus a blinedig ...

... ac mae ceisio eu stopio'n flinedig.

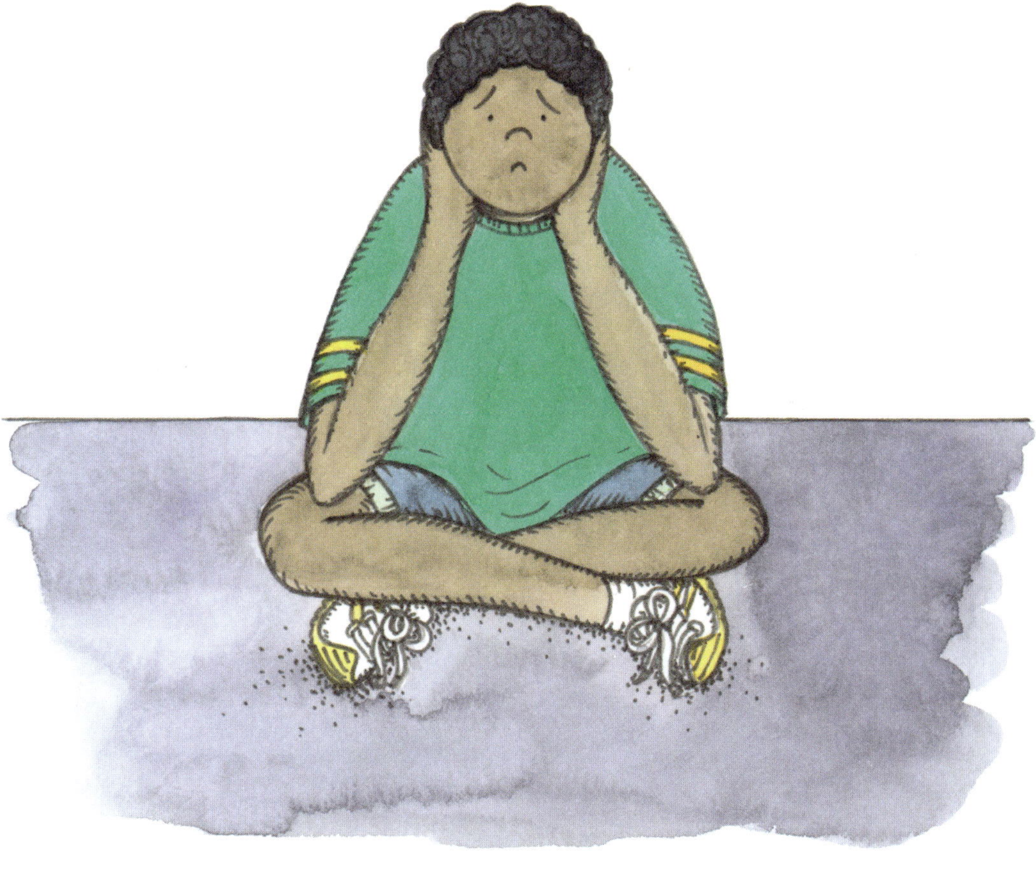

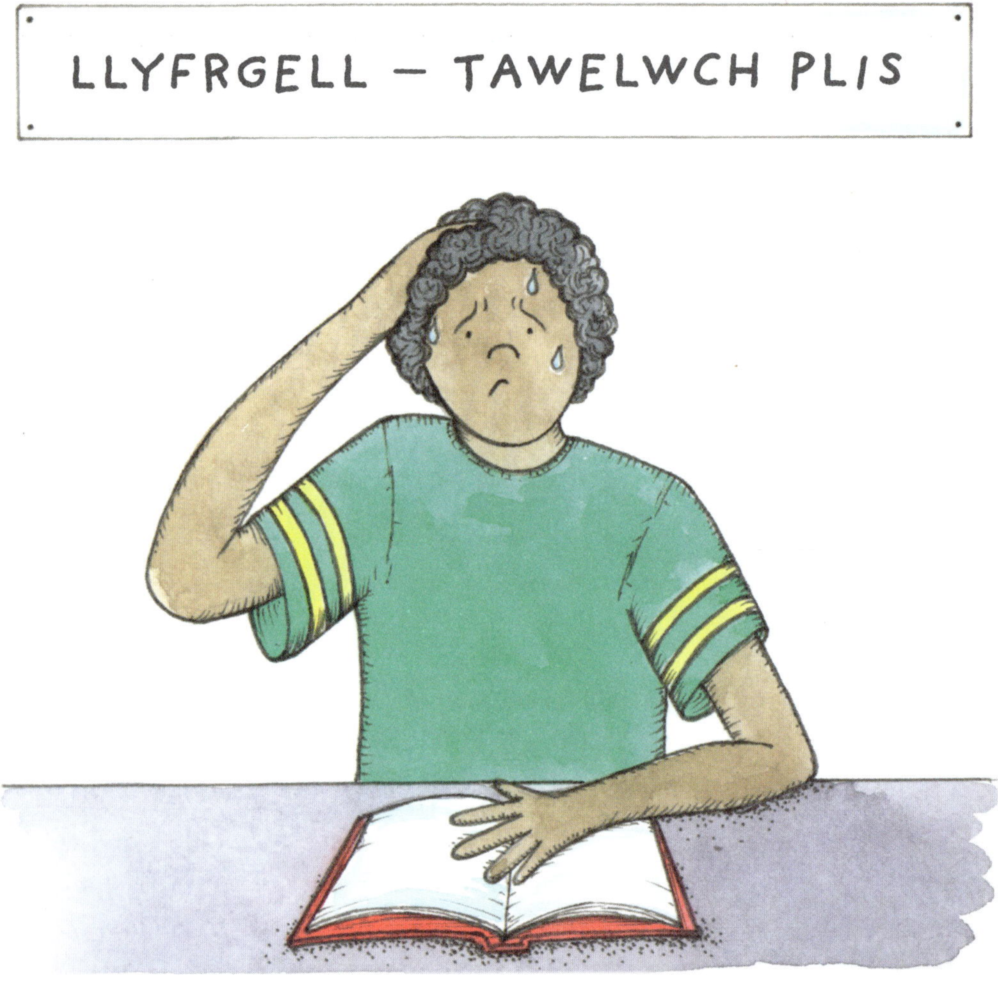
LLYFRGELL – TAWELWCH PLIS

Gall Jayden deimlo'n chwithig neu'n rhwystredig os yw'r tics yn ei rwystro rhag canolbwyntio.

Gall ymlacio fod yn anodd.

Gall y cyfan wneud Jayden yn ddi-hwyl.

Dyddiau Grêt

Mae rhai dyddiau'n anodd, ond diolch i ymennydd Jayden sydd wedi ei weirio mewn ffordd arbennig, mae ganddo hefyd rai sgiliau gwych, fel:

- Dyfalbarhad.
- Hunanreolaeth.
- Empathi.
- Y gallu i ddatrys problemau.
- Cyfathrebu.
- Ffocws gwych.
- Llawer o egni.

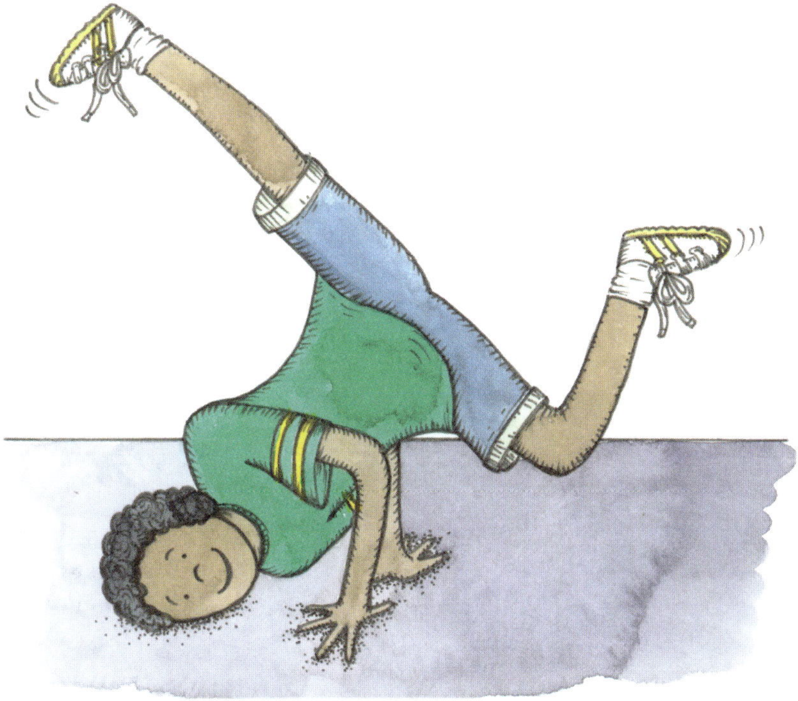

Bydd rhai o'r pethau y mae'n dda am eu gwneud yn dy synnu.

Dy Hoff Bethau

Mae Jayden wrth ei fodd yn dawnsio a gwneud posau. Mae dawnsio yn ei ymlacio, ac mae gwneud posau yn cadw ei lygaid a'i fysedd yn brysur.

Pan mae wedi ymlacio, yn hapus ac yn medru canolbwyntio, mae'r tics yn well ac yn digwydd yn llai aml.

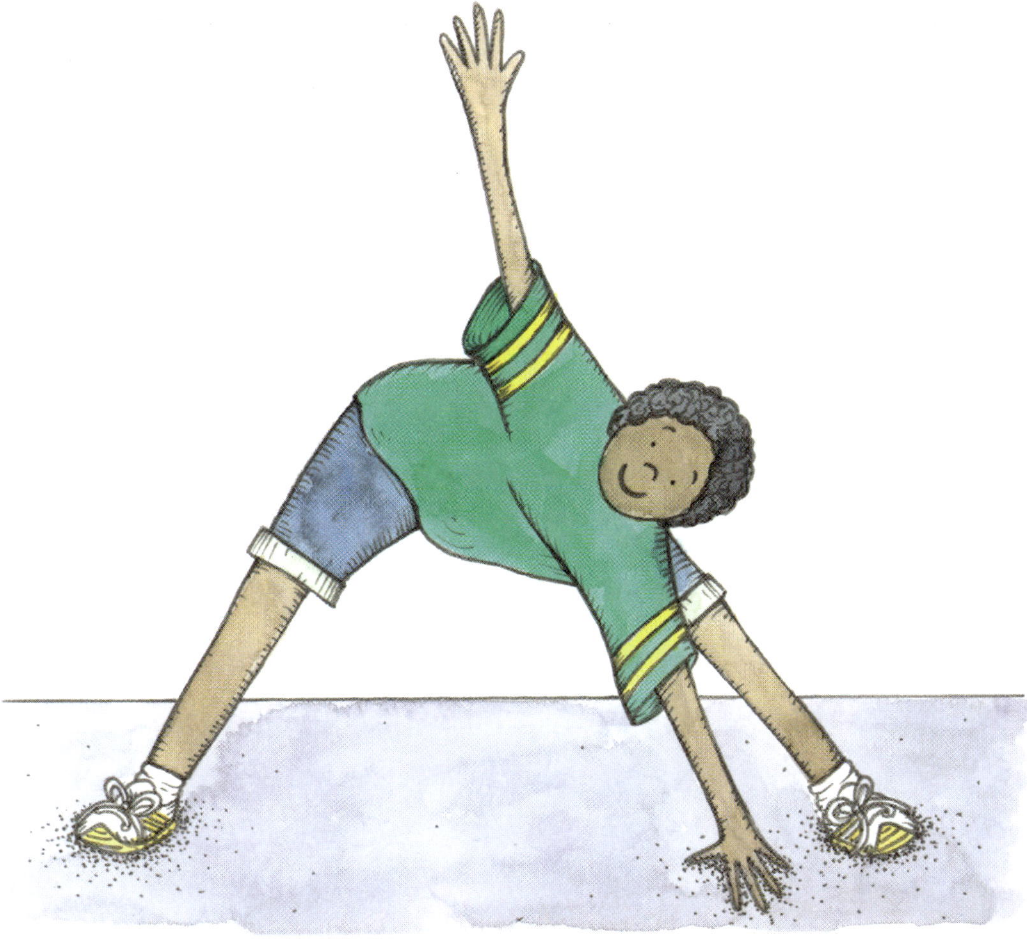

Bydd yn ti dy hun!

Dyma Jayden

Does dim angen ei drwsio.

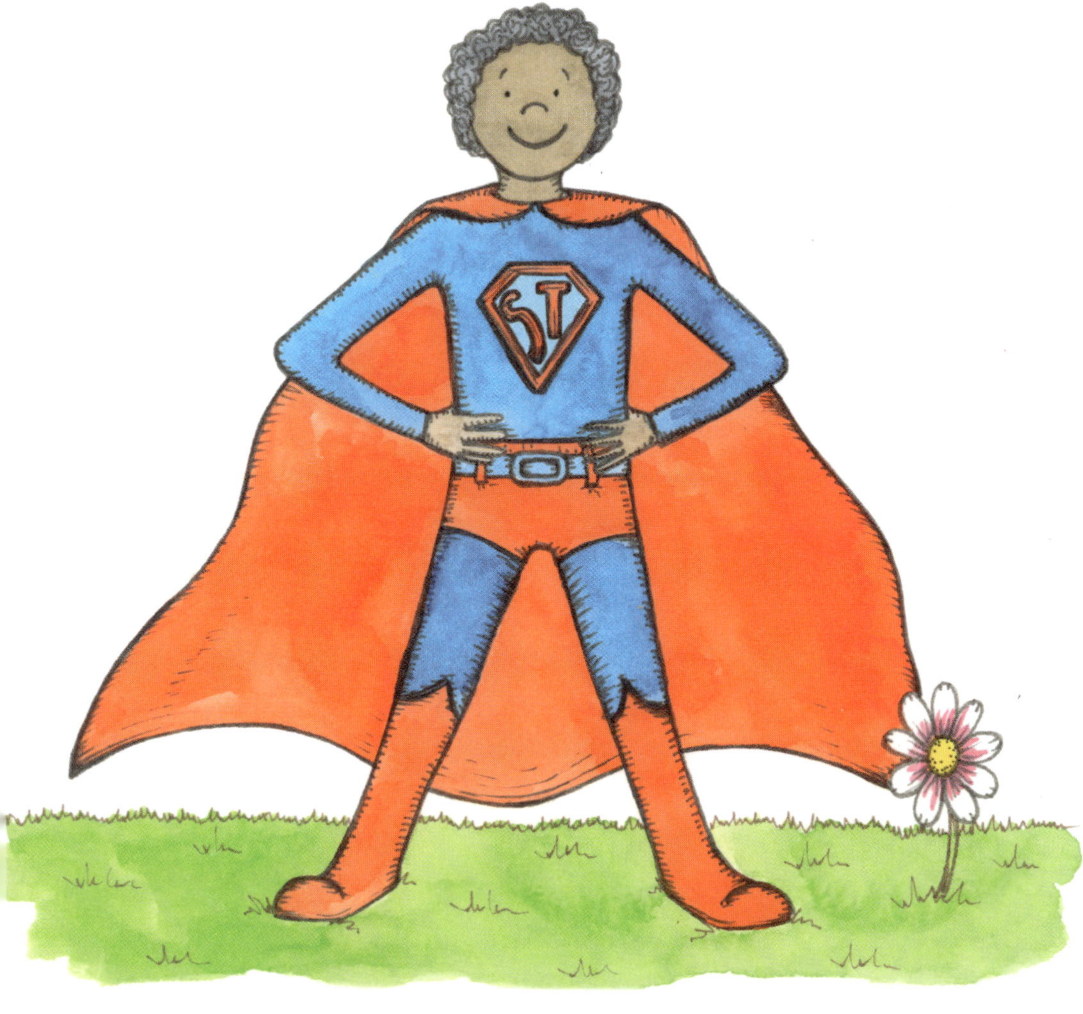

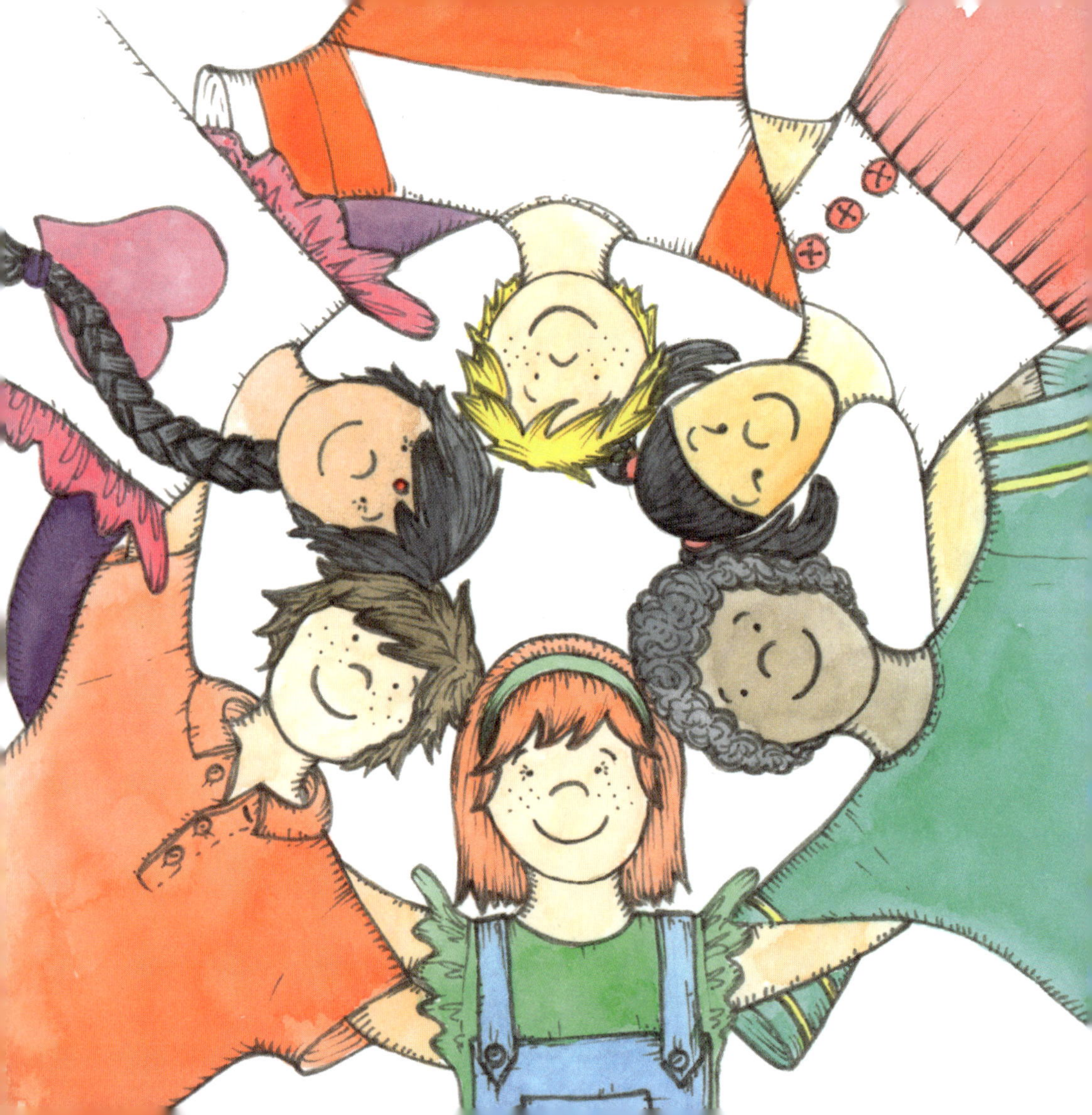

Os weli di tic, paid cymryd sylw ohono. Paid syllu. Bydd yn garedig ac yn amyneddgar.

Bydd gan Jayden syndrom Tourette am weddill ei fywyd, ond efallai fydd y symtomau'n gwella wrth iddo dyfu.

Bydd Jayden yn cael dyddiau anodd a dyddiau grêt.

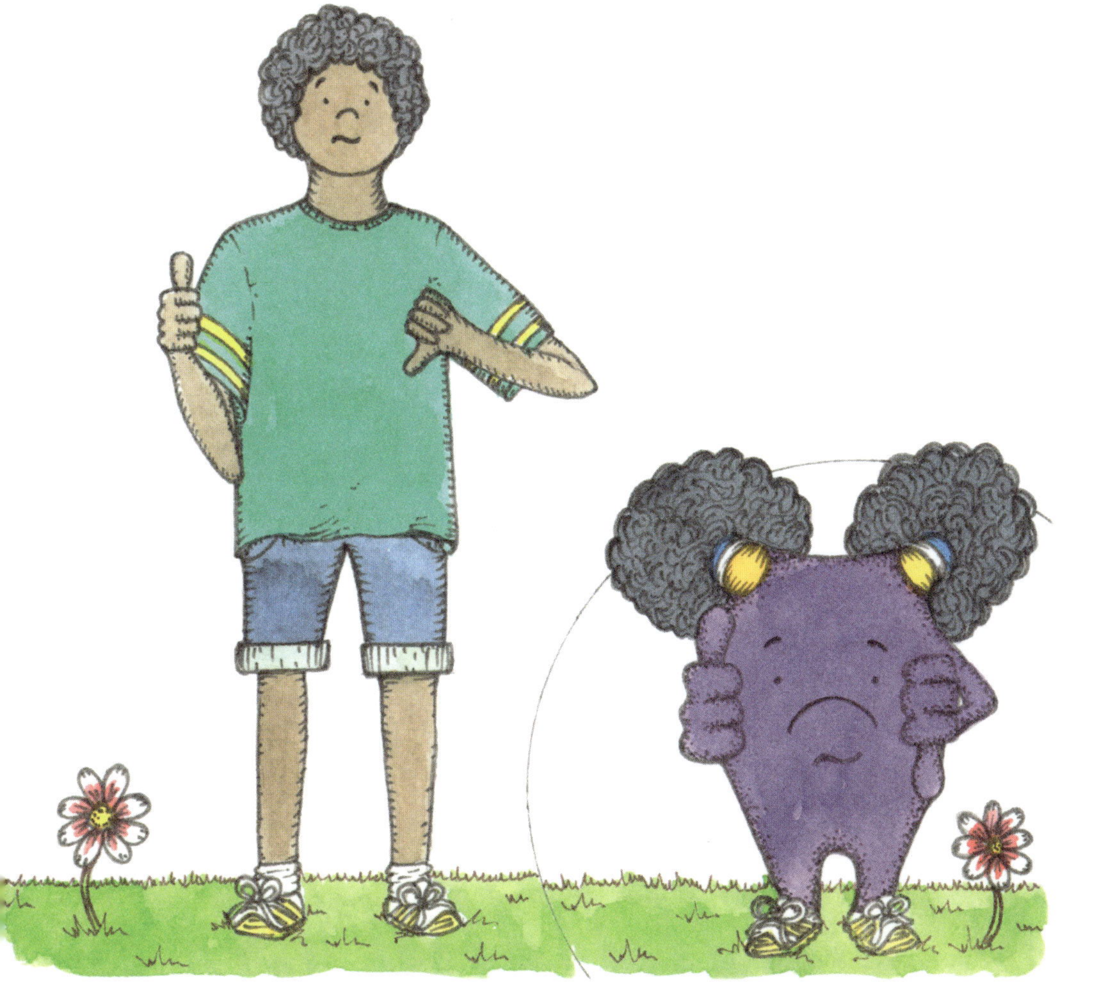

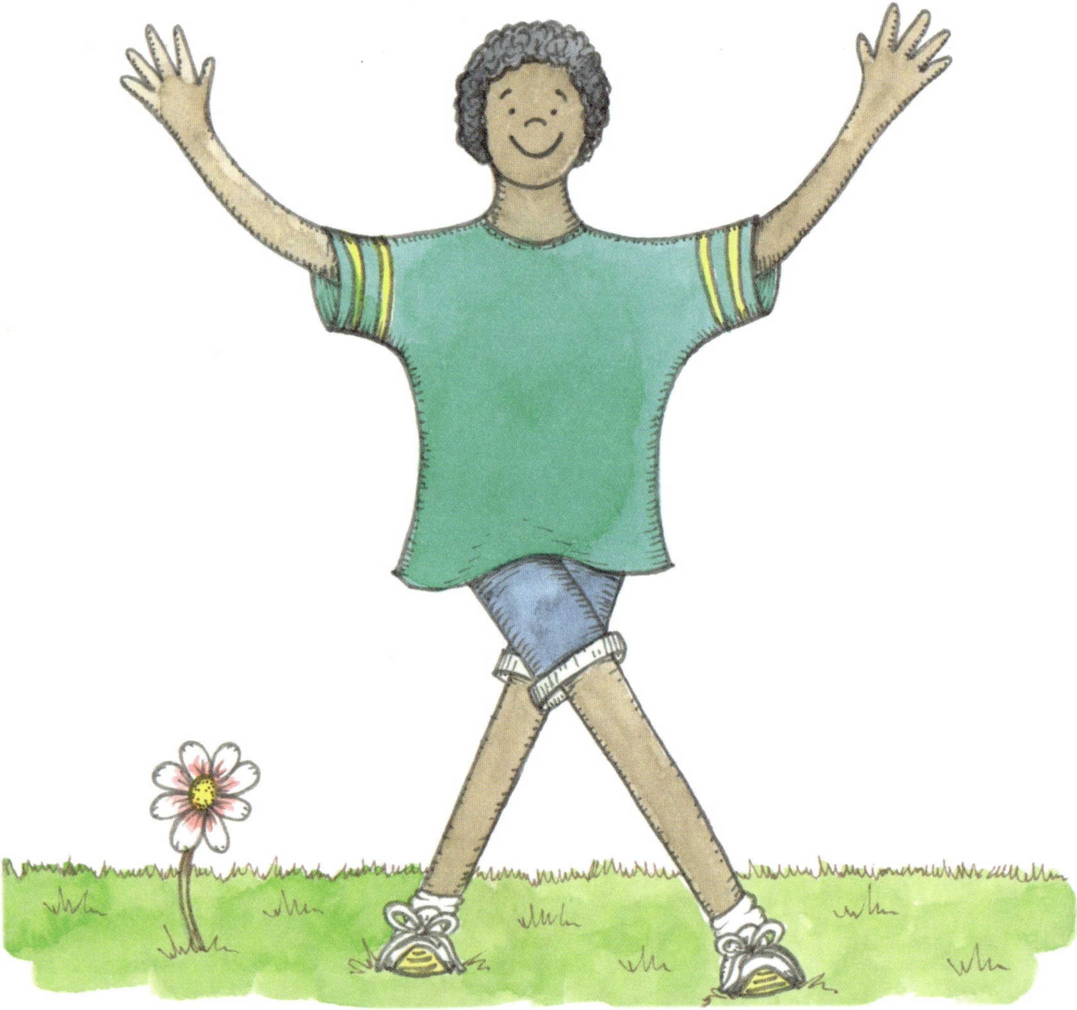

Ond mae ganddo ei ddiddordebau i'w helpu, heb anghofio ei ddawnsio!

Niwronau a Syndrom Tourette

Cyhoeddwyd yn wreiddiol dan y teitl *Neurons and Tourette Syndrome* yn 2025 gan Graffeg Cyf.

ISBN 9781805950967

Graffeg Cyf., 15 Cwrt Neptune, Ffordd Vanguard, Caerdydd CF24 5PJ, Cymru, DU. Ffôn 01554 824000. croeso@graffeg.com www.graffeg.com

Mae Marielle Bayliss drwy hyn yn cael ei chydnabod fel awdur y gwaith hwn, yn unol ag adran 77 o Ddeddf Hawlfreintiau, Dyluniadau a Phatentau 1988.

Argraffwyd gan FINIDR, s.r.o., Czechia.

Mae cofnod catalog CIP ar gyfer y llyfr hwn ar gael o'r Llyfrgell Brydeinig.

Mae'r llyfr hwn wedi ei gynllunio ar gyfer plant, wedi ei argraffu â deunyddiau a thrwy ddefnyddio prosesau sy'n ddiogel ac sy'n cwrdd â phob un o ofynion diogelwch Ewropeaidd perthnasol. Nid yw'r llyfr yn cynnwys elfennau all beryglu iechyd a diogelwch, o'i ddefnyddio'n briodol.

Nodwn, drwy hyn, fod yr eitem hon yn cydymffurfio â phob un o ofynion perthnasol y General Product Safety Regulation (GPSR) ac unrhyw ddefddfwriaeth UE berthnasol arall.

Cynrychiolydd UE penodedig: Easy Access System Europe Oü, 16879218, Mustamäe tee 50, 10621, Tallinn, Estonia. gpsr.requests@easproject.com

Dymuna'r cyhoeddwr gydnabod cymorth ariannol Cyngor Llyfrau Cymru, www.gwales.com.

Teitlau'r gyfres:

Niwronau ac Epilepsi
ISBN 9781805950929

Niwronau ac Awtistiaeth
ISBN 9781805950936

Niwronau a Dyspracsia (ACD)
ISBN 9781805950943

Niwronau a Dyslecsia
ISBN 9781805950950

Niwronau a Syndrom Tourette
ISBN 9781805950967

Niwronau ac ADHD
ISBN 9781805950974

Am fwy o wybodaeth sganiwch y cod QR:

Ariennir gan
Lywodraeth Cymru
Funded by
Welsh Government

CYMYSG
Papur o ffynhonnell gynaliadwy
FSC www.fsc.org FSC® C014138